NOTICE

SUR

L'EAU ANTI-MÉPHITIQUE

DE M. LARMAUDÈS,

PAR E. DELPECH.

PRIX 50 CENT.

PARIS
LALLEMAND-LÉPINE, LIBRAIRE,
72, RUE DE SÈVRES.

ET CHEZ L'AUTEUR, AU SIÉGE DE L'ADMINISTRATION,
RUE DE DOUAI, 15.

1857.

NOTICE

sur

L'EAU ANTI-MÉPHITIQUE

De M. LARNAUDÈS.

§ 1. — Considérations générales.

Nous vivons dans une époque où l'on n'entend parler que de progrès, où tout se fait au nom du progrès, où pour les entreprises les plus folles souvent, les plus éhontées quelquefois, comme pour celles qui réellement intéressent le plus et la raison et le bien-être général, c'est toujours en invoquant ce mot magique de progrès, que l'on vient solliciter les sympathies et les faveurs du public. Mais si toute chose nouvelle, dans ses appels à la confiance publique, pour se faire entendre et adopter, croit devoir s'abriter sous le drapeau du progrès, qu'en conclure, si non que le trait caractéristique de notre époque et de notre société est bien véritablement et incontestablement une immense aspiration vers une amélioration universelle, vers le progrès ? Sans doute, grâce à cette tendance générale des esprits, les idées les plus extravagantes, les combinaisons les plus fausses et les plus malhonnêtes ont pu trouver des adeptes : et que d'existences, que de positions, que de fortunes ont été s'engloutir dans les abîmes creusés à la spéculation par les rêves d'un cerveau malade, ou par les élucubrations machiavéliques d'un esprit pervers ! Mais en face de ces ruines qu'il faut déplorer, que de solides édifices n'avons-nous pas vu surgir ? et quelle incommensurable distance n'ont pas déjà franchie à travers les régions ignorées et sans fin du progrès, depuis les quelques années que les regards du monde les y suivent avec intérêt, toutes les sciences, tous les arts, toutes les industries ? Les dangers du feu n'en détruisent pas la nécessité ; les malheurs isolés qui peuvent naître de la passion du progrès qui bouillonne aujourd'hui dans tous les cœurs, ne doivent pas non plus porter à le proscrire. Le progrès est essentiellement une loi de Dieu ; Dieu a voulu que l'humanité travaille, c'est-à-dire qu'elle progresse, et quand il a imposé à l'homme cette dure loi du travail constant et perpétuel, la loi providentielle du travail impliquait évidemment l'obligation du progrès : non pas à coup sûr du progrès comme l'entendent certaines écoles ou certains faiseurs, mais de ce progrès réel qui concourt au développement des intelligences, qui élargit, à un jour donné, les bornes assignées jusque là soit aux arts, soit à l'industrie, soit aux sciences; qui ouvre aux esprits de nouveaux horizons, qui donne aux commerce des éléments nouveaux de vitalité, des mondes inconnus à explorer; qui renverse des abus, détruit des préjugés, améliore les usages et les mœurs, et ne contribue pas moins au bien-être physique et moral des individus et des sociétés qu'à la glorification de l'intelligence et du travail. Devant toute œuvre nouvelle quelle qu'elle soit, pourvu qu'elle porte le cachet du véritable progrès et que, par conséquent, elle renferme un bienfait pour l'humanité, inclinons-nous donc avec reconnaissance et respect, et constatons en elle avec bonheur un résultat de plus de ce souffle béni de la Providence, qui pousse les hommes, et s'appelle le progrès. Mais si le progrès, tel que nous le comprenons, et dans l'acception indéfinie du mot, est toujours digne d'encouragements et d'éloges, à combien plus forte raison encore, devons-nous soutenir de nos sympathies, environner de notre estime, et favoriser de notre concours, ce progrès d'une espèce toute particulière, qui, s'appliquant aux besoins les plus essentiels de la famille, pénètre dans son intérieur pour y détruire les causes des maladies, et en assainir l'habitation ; puis s'adressant à l'atelier, à la fabrique, à l'usine, partout où la vie peut s'étioler, plus ou moins lentement mais à coup sûr, sous l'influence d'un air corrompu et d'une atmosphère viciée, y combat tous les dangers, y lutte contre toutes les atteintes pernicieuses, y triomphe de toutes les malignités.

Coopérer à l'accroissement de la fortune publique et privée, ouvrir à l'intelligence humaine de larges routes qu'elles ne connaissait pas, c'est très-bien ! Au moyen de la vapeur, comme principe de locomotion, supprimer les distances, jusqu'à faire que toutes les nations se touchent et qu'on parcoure bientôt l'Europe avec autant de facilité presque qu'on parcourait, il y a encore un quart de siècle, le plus petit de nos départements, c'est très-bien encore ! Mais parvenir à détruire partout où elles se rencontrent ces odeurs méphitiques, qui recèlent pour les personnes, obligées de vivre sous leur contact, tous les germes des maladies les plus terribles ; mais parvenir à diminuer de moitié l'âpreté du travail pour ces milliers d'ouvriers qui s'étiolent dans ces divers genres de labeurs qui les obligent à respirer continuellement les émanations les plus fétides et les plus insalubres ; mais parvenir à dompter les épidémies, en faisant disparaître leur cause première, en les tuant, pour ainsi dire, dans leur germe ; demandez à la charité humaine si ce n'est pas encore mieux, beaucoup mieux !

Toutes ces réflexions nous ont été suggérées en parcourant le volumineux dossier d'autorisations, de certificats, de diplômes, qu'a bien voulu, sur nos instances, nous communiquer M. Y. LARNAUDÈS, inventeur de l'EAU ANTI-MÉPHITIQUE dont nous avions vu faire de nombreuses expériences, et, par conséquent, dont nous avions pu constater les prodigieux effets. Depuis que la chimie s'occupe, avec une louable persistance, des questions de salubrité publique, et qu'elle cherche les moyens d'arriver au but si bien atteint par M. LARNAUDÈS, toutes ses combinaisons les plus ingénieuses n'avaient produit que de médiocres résultats, et les meilleurs agents désinfectants qui fussent sortis de ses laboratoires, échouaient dans l'application, ou n'obtenaient qu'un succès partiel, ou devenaient, par l'élévation de leur prix, une regrettable impossibilité. Aussi s'est-on vivement préoccuppé, parmi le monde sérieux, de la découverte à laquelle nous nous réjouissons de consacrer ces quelques pages, dans une intention toute d'utilité publique, trop heureux si nous pouvions, en contribuant à faire connaître l'EAU ANTI-MÉPHITIQUE, coopérer au bien qu'elle doit produire, qu'elle produira.

§ II. — Découverte de l'Eau anti-méphitique.

Bien que M. LARNAUDÈS ne soit pas chimiste, — et il faut lui rendre cette justice, qu'il n'affiche pas le moins du monde une pareille prétention, — il y aurait erreur à croire cependant que la découverte de la liqueur ANTI-MÉPHITIQUE est due, comme tant d'autres découvertes précieuses, à un pur effet du hasard, et non à de longues et consciencieuses recherches. Ce n'est effectivement qu'après toutes sortes de combinaisons et d'essais, qu'il en est arrivé à trouver la formule qu'il emploie pour la composition de sa liqueur, car il ne suffisait pas que cette liqueur fût bonne comme désinfectant, qu'elle fût bonne dans tel ou tel cas ; il fallait que son efficacité fût la même partout où des odeurs délétères se font sentir, partout où la présence de gaz dangereux nécessite un réactif puissant ; il fallait surtout que son emploi ne devînt pas un privilége de plus pour les favorisés de la fortune, et que l'élévation du prix ne fût pas un obstacle à son succès, en interdisant aux classes peu aisées la faculté de s'en servir, et en donnant à la cupidité des chefs d'usines, fabriques, etc., une raison presque légitime, pour n'en point faire usage. Aucune de ces difficultés ne rebuta la patience de M. Larnaudès ; il chercha encore et toujours, soutenu par la conscience d'un immense service à rendre à l'humanité ; il chercha jusqu'à ce qu'il eût enfin résolu complétement, irrévocablement, son double problème.

§ III. — Physionomie et avantages particuliers de l'Eau anti-méphitique.

Le produit, obtenu dans ces conditions par M. Larnaudès, ne

se recommande pas seulement par sa supériorité quant aux résultats, il offre encore sur tous les autres désinfectants des avantages positifs qui ne pourront qu'aider beaucoup à sa propagation. C'est ainsi par exemple qu'à l'encontre de tous, ou presque tous les autres agents destinés aux mêmes usages, qui exhalent souvent une odeur âcre et nauséabonde, et laissent des taches sur tout ce qu'ils touchent, l'Eau anti-méphitique est à la fois incolore et inodore ; elle ne répand dans l'air aucune odeur ; on peut, avec la plus entière confiance, en laver les dalles et les parquets, sans qu'il en résulte la moindre souillure, tandis que les autres liquides désinfectants, impriment toujours au sol, les uns des traces rousses (sulfate de fer), les autres des traces blanches (chlorure de chaux, nitrate de plomb, etc.)

§ IV. — Brevet d'invention. Autorisation, Diplômes, etc., donnés à M. Larnaudès.

L'invincible opiniâtreté de M. Larnaudès avait enfin triomphé de tous les obstacles ; les expériences réitérées qu'il avait tentées ou seul dans son laboratoire, ou en présence d'un petit nombre d'amis privilégiés, avaient été couronnées d'un plein succès; il se décida enfin à solliciter un brevet d'invention qui lui fût accordé promptement, et à demander pour sa liqueur la sanction de l'autorité compétente.

Nous craindrions, en donnant ici les détails des expérimentations curieuses qui furent faites dans ce dernier but, de sortir des limites étroites que nous nous sommes imposées : qu'il nous suffise de dire qu'elles furent décisives, et que l'autorité, dont tout le monde reconnaît la sage vigilance à l'égard surtout de tout ce qui touche à l'hygiène publique et à la salubrité, s'empressa de consacrer les mérites de l'Eau anti-méphitique en lui donnant son adhésion pleine et entière, comme on peut le voir par la pièce suivante, notifiée le 6 novembre 1855 à son inventeur.

Commissariat de la Section de l'Opéra.

Monsieur,

« Vous avez demandé à Monsieur le Préfet de Police, de faire examiner par le Conseil d'hygiène publique et de salubrité, un nouvel agent de votre composition, destiné à la désinfection de toutes les matières altérées ou corrompues, et aussi de celles des fosses d'aisances.

Je suis chargé de vous faire connaître que l'expérimentation qui a eu lieu de votre liqueur, tant sur les eaux vannes des fosses, que dans les salles de danse et les corridors de l'Opéra, où s'exhalait une odeur désagréable, a détruit cette odeur; que le conseil pense que votre liquide peut être employé à la désinfection des liquides des fosses d'aisances, à l'assainissement des lieux infects, et qu'il présente un certain avantage sur les solutions de sulfate de fer et de zinc.

Je m'empresse, Monsieur, de porter à votre connaissance les conclusions du Conseil, concernant votre liquide désinfectant, qu'il vous est permis de préparer et d'employer comme vous l'entendrez. »

Recevez, etc.

Signé le Commissaire de Police de la section de l'Opéra : A. LANET.

Le rapport, dont parle M. Lanet, avait été présenté par un de nos plus savants chimistes , M. Chevalier, et quand d'après la notification de M. Lanet, le Conseil reconnaît que l'EAU ANTI-MÉPHITIQUE *présente un certain avantage* sur les autres solutions, il est certain que le conseil a dû puiser son opinion dans les termes même du rapport, en sorte que l'autorisation donnée par la Préfecture à M. Larnaudès d'après le rapport de M. Chevalier, est tout simplement pour l'heureux inventeur la double consécration de l'autorité et de la science.

Il semble qu'enhardi par de si honorables encouragements, M. Larnaudès n'aurait plus dû songer qu'à profiter du fruit de ses veilles et à chercher le moyen d'introduire son désinfectant dans la consommation publique : il n'en fut rien, et il se remit laborieusement à l'œuvre pour tenter de nouveaux succès, et se bien convaincre, par expérience, du degré de foi qu'il pouvait mettre dans l'efficacité de l'EAU ANTI-MÉPHITIQUE contre toutes sortes d'exhalaisons pestilentielles, de miasmes infects, d'émanations insalubres.

Il faudrait un volume pour contenir les certificats et attestations qui composent le dossier de M. Larnaudès, et qui lui ont été donnés à propos d'expérimentations faites dans les cas les plus divers ; nous nous bornons à en citer quelques-uns émanant de personnes que leur haute position sociale ou leur mérite personnel recommandent plus spécialement à l'estime publique

Le premier, dans l'ordre chronologique, est M. Certain, inspecteur général de l'Académie Impériale de Musique ; il porte en substance ce qui suit :

« Que les vidangeurs de la maison Richer ayant par imprudence ouvert la bouche de la fosse des lieux d'aisance, (dans les caves de l'Opéra donnant sur la rue Rossini) le 3 novembre 1855, pendant le spectacle (à neuf heures et demie), une odeur insupportable de gaz hydrogène sulfuré se répandit immédiatement dans les escaliers, envahit les corridors du chant et des musiciens, et commença à pénétrer dans la salle. Il suffit alors à monsieur Larnaudès d'arroser avec son eau anti-méphitique la fosse, les escaliers et les corridors, et peu d'instants après on fut complètement débarrassé de toute odeur. »

Un ingénieur en chef des Mines, M. François, atteste :

« Que monsieur Larnaudès a opéré devant lui la désinfection des lieux de son appartement, et qu'il a victorieusement triomphé, au moyen de la même liqueur, de l'odeur très-forte d'une certaine quantité d'eau sulfureuse du pont d'Austerlitz. L'action de l'eau anti-méphitique a été rapide et complète. »

Du reste l'eau de la cale des navires, si féconde en miasmes
délétères, n'a pas plus résisté, que l'eau sulfureuse, à l'efficacité
de l'Eau anti-méphitique, et le capitaine de frégate qui a tenté
cet essai à Toulon, écrit à la date du 3 février 1856 :

« Que le succès a été complet.

« Il en a été de même, ajoute-t-il, dans une tannerie de cette ville,
sur les eaux corrompues des fosses qui contiennent les cuirs : succès
complet.

« L'expérience a été poussée plus loin : un morceau de ces résidus de
cuir qu'on laisse putréfier dans l'eau pendant des mois entiers pour
favoriser l'opération de l'épilage, a été placé dans un seau avec un peu
d'eau, dans laquelle on a versé quelques gouttes d'eau anti-méphitique
saturée à 30 degrés, et à la grande satisfaction des ouvriers, ce morceau de cuir n'avait plus d'odeur. »

Voici venir maintenant M. Dutitre, architecte-expert près
les tribunaux de la Seine ; M. Dutitre

« A désinfecté immédiatement et de la manière la plus complète chez
lui, rue de Seine, 29, un évier qui répandait une odeur insupportable.

et il atteste, en outre :

« Qu'ayant à sauvegarder à l'hôtel de madame la princesse de la
Moskowa, rue de Provence, 45, des peintures et dorures nouvellement
réparées et d'un certain prix, contre les atteintes du gaz hydrogène
sulfuré, toujours fatales en pareil cas, il a ordonné que l'on désinfectât
par l'eau anti-méphitique, pendant la levée de la pierre de la fosse à
vidanger ; l'opération réussit à merveille ; aucune exhalaison ne se fit
sentir, et les peintures et dorures ne furent ni endommagées ni altérées.

C'est ensuite M. Desplats, préparateur de physique et de chimie au lycée Saint-Louis, qui certifie :

« 1° Que l'eau anti-méphitique a complétement désinfecté une des
fosses du lycée Saint-Louis.

« 2° Que ce même liquide a détruit l'odeur qui s'exhalait d'une disso-
lution contenant du sulfhydrate d'ammoniaque, de l'hydrogène sulfuré
et de l'hydrogène phosphoré. » (crédit à l'invention).

Ecoutons maintenant un praticien, M. Bagès-Grolous, fabri-
cant de colle forte et d'huile de pied de bœuf.

« Il a désinfecté à deux reprises différentes, de la manière la plus
complète et la plus rapide, les détritus provenant de sa fabrication. Les
gaz chargés d'ammoniaque, qui s'exhalaient de ces matières, ont été su-
bitement neutralisés par le contact de l'eau anti-méphitique étendue
dans 66 0/0 d'eau ordinaire. »

Enfin pour clore cette nomenclature que nous pourrions pro-
longer outre mesure, tant abondent les attestations en faveur de
l'Eau anti-méphitique, nous allons citer dans son entier une
lettre émanée du Ministère de la Guerre :

MINISTÈRE DE LA GUERRE
SERVICE DU GÉNIE

Au sujet d'un nouvel agent de désinfection du sieur Larnaudès.

COLONEL,

« Je vous annonce qu'examen fait des renseignements que vous m'avez transmis le 29 juillet dernier, au sujet d'un nouvel agent de désinfection, dont le sieur Larnaudès est l'inventeur, j'ai approuvé, conformément à votre avis, les considérants et les conclusions du rapport du Chef du Génie de l'administration, rapport duquel il résulte que l'eau, dite anti-méphitique, est un agent de désinfection très-efficace, mais il a l'inconvénient de coûter plus cher que le sulfate de fer, aujourd'hui employé comme désinfectant dans les latrines des bâtiments militaires. »

Veuillez notifier ma décision motivée au pétitionnaire.

Le Maréchal, Ministre de la Guerre, Signé : VAILLANT.

Pour copie conforme notifiée au sieur Larnaudès

Le Capitaine du Génie, Signé : TÉZÉNAS.

On a dû remarquer, sans doute, l'objection opposée par M. le Ministre, et qu'il puise dans le prix de revient plus fort, dit-il, pour la composition de M. Larnaudès, que pour le désinfectant employé aujourd'hui au minstère. La différence de prix serait en effet, un grave désavantage qui militerait contre l'EAU ANTI-MÉPHITIQUE en faveur des autres produits du même genre; mais nous pouvons affirmer que cette différence n'existe plus depuis longtemps déjà, et que l'EAU ANTI-MÉPHITIQUE ne craint pas plus la concurrence du sulfate de fer pour le prix que pour l'efficacité, et sous ce dernier rapport, on voit que M. le Ministre de la Guerre ne fait que corroborer les opinions déjà citées plus haut.

Tant de succès, si légitimement acquis, et si honorablement constatés, ne pouvaient rester sans récompenses : elles ne se firent pas attendre longtemps, et tandis que *la Société centrale des Architectes* faisait notifier à M. Larnaudès un remarquable rapport, présenté par M. de Joly à une commission, composée de MM. Duparc, président, Blot, Chouveroux, Dainville, Gaudrier, Geffrier de Metz, Stillière et de Joly (Edmond), rapport dont voici les passages les plus saillants;

Après diverses expériences qui toutes avaient réussi, la Commission, voulant s'assurer d'une manière plus convaincante de l'efficacité de l'EAU ANTI-MÉPHITIQUE, pria monsieur Larnaudès, de désinfecter au palais du Corps-Législatif, un cabinet d'aisance banal servant à la troupe. Dans ce cabinet qui n'est aéré que par une porte à claire-voie dans sa partie supérieure, se trouvent deux trous percés à fleur du sol, en communication avec le tuyau de descente. Monsieur Larnaudès fit laver le sol et les murs, et précipiter dans la fosse par l'orifice d'un cabinet situé au 3ᵐᵉ étage, une quantité d'eau mélangée avec le liquide désinfectant; soixante-dix litres d'eau naturelle et quatorze litres seulement d'EAU ANTI-MÉPHITIQUE à 30° furent employés à cette double opération. L'on pouvait constater cependant dans ce cabinet, après le lavage, que la présence des gaz ammoniacaux et sulfureux ne se faisait plus sentir; l'air qu'on y respirait était à peu près pur. Pendant huit jours les lavages habituels furent faits avec un mélange analogue ; la désinfection de la fosse devint de plus en plus complète, sous l'action de l'agent désinfectant. Il n'est pas besoin de noter que ces résultats n'avaient pu être obtenus jusque-là malgré tous les soins de propreté.

Signé : de JOLY (EDMOND.)

De leur côté, *la Société des arts, Sciences, Belles-Lettres, et Industries de Paris*, et *l'Académie des Arts et Métiers, Industries, Sciences et Belles-Lettres*, s'empressaient de décerner à l'inventeur de l'EAU ANTI-MÉPHITIQUE, la première, une médaille d'or, la seconde, une médaille d'argent de première classe. On ne lira pas sans intérêt le fragment suivant par lequel M. Rouget, rapporteur de la Commission de l'Académie des Arts et Métiers commençait son rapport.

« Un grand problème hygiénique, dont la solution toujours pendante avait été l'objet de nombreuses recherches, vient d'être repris par un expérimentateur consciencieux : frappé de l'insuccès de ses devanciers dans cette voie, monsieur Larnaudès s'était demandé s'il était possible, avec les ressources actuelles de la science, d'arriver à la désinfection complète des fosses et cabinets d'aisances, et cela sans altérer les vertus fécondantes des matières, destinées aux engrais, et dont l'économie agricole fait un si grand cas, et sans que le prix de revient pût effrayer les propriétaires et les personnes intéressés à cette question : il est parvenu à répondre victorieusement à ces exigences, et à satisfaire autant que possible aux conditions de son programme. »

Ici le rapporteur entre dans le détail des expériences faites, et après en avoir examiné les résultats que la Commission a jugé doublement satisfaisants au point de vue du succès et au point de vue de l'économie, il termine ainsi :

« La Commission, Messieurs, a scrupuleusement sondé chacun des faits qu'elles vous a signalés ; elle a senti que ce n'était point une question banale, que celle qui mettait en jeu le bien-être public, et elle a appelé à son aide tous les documents qui ont pu l'éclairer : après un mûr examen, elle a conclu que la médaille d'argent était la juste récompense des efforts et des travaux de M. Larnaudès et elle l'a proposé à vos suffrages, confiante dans la certitude de votre jugement et l'équité de notre devise « Tout et pour tous. »

Et ce rapport, lu en séance de la Classe des Sciences, à l'Hôtel-de-Ville de Paris, le 18 octobre 1856, était signé Rouget, chimiste. L. Chambart, chimiste à l'Hôtel impérial des Monnaies, A.-P. C. Le Roi, ingénieur civil, membre de la Commission d'hygiène et de salubrité publique de la ville de Paris.

On le voit : partout où l'eau anti-méphitique a été expérimentée, dans les circonstances les plus diverses et dans les cas les plus difficiles, partout elle a triomphé ; et ce succès, sans exemple encore jusqu'à ce jour, est constaté de la manière la plus évidente pour le public et la plus glorieuse pour l'inventeur. C'est l'autorité, c'est la science, c'est la pratique, qui se plaisent à en reconnaître l'efficacité, qui se réunissent dans un même sentiment de sympathie pour en sanctionner de leur haute approbation l'utilité et l'emploi. C'est avec cet honorable cortége d'imposantes recommandations obtenues par le succès, que l'eau anti-méphitique vient de s'exposer au grand jour de la publicité; à peine sait-on même qu'une fabrique en grand est établie, et déjà les commandes abondent; que sera-ce donc lorsque les dépôts qui vont s'établir dans tous les quartiers de la capitale en auront propagé la connaissance et les bienfaits?

§ V. — Applications diverses de l'Eau anti-méphitique et mode d'emploi.

Des expériences diverses que nous avons relatées précédemment, et qui toutes ont admirablement réussi, il résulte que l'eau anti-méphitique se recommande :

1° *A tous les Entrepreneurs de vidanges* ; dix litres de désinfectant par mètre cube de matières fécales.

2° A toutes les personnes dont les appartements sont infectés d'odeurs insalubres provenant des plombs, tuyaux de gaz, lieux d'aisances, éviers, etc., etc.

Verser de temps à autre une minime quantité de désinfectant dans les réservoirs d'où sortent les miasmes, en ayant bien soin de laver les parois et tuyaux avec une brosse ou un balai à mesure que l'on répandra le réactif.

3° A tous les directeurs de grands établissements, tels que : hospices, casernes, maisons de détention, administrations quelconques, etc.; aux chefs d'usines, d'ateliers, de fabriques, etc.; aux maîtres de pension; aux supérieurs des grands et petits séminaires, des communautés religieuses; aux principaux des colléges et lycées ; enfin à toute agglomération constante d'individus.

Faire des arrosages journaliers. Au moyen de ces arrosages, qui ne laisseront ni traces sur les parquets ou carrelages, ni odeur dans l'air, toutes les émanations malsaines ou putrides seront neutralisées en peu d'instants, et l'air y conservera constamment la plus grande pureté. Pour hâter l'effet de l'EAU ANTI-MÉPHITIQUE dans ces divers cas, il serait bon de fouetter l'air intérieur avec un linge de fil ou de coton, que l'on attacherait à l'extrémité d'une perche, après l'avoir imbibé du liquide désinfectant.

4° Aux malades alités.

Quelques cuillerées versées dans leur vase de nuit, chaise percée, bassin ou urinoir, empêcheront toute émanation de gaz, donc toute odeur infecte.

5° C'est surtout dans les fabriques où les ouvriers ont à tra.

vailler sur des matières corrompues, comme dans les tanneries et les fabriques de colle-forte et d'huile de pied de bœuf, que l'emploi de l'Eau ANTI-MÉPHITIQUE doit être d'un immense secours; les matières les plus imprégnées d'odeurs fétides perdront presque instantanément toute puanteur, après une légère immersion de désinfectant.

6° Dans les maladies contagieuses, telles que choléra, typhus, peste, etc.

On se préservera de la contagion de ces terribles fléaux par des arrosages fréquents avec l'Eau ANTI-MÉPHITIQUE, et par la ventilation de l'air à l'aide des toiles anti-méphitiques.

7° Pour le sauvetage des travailleurs.

La vie des ouvriers occupés dans les puits, fosses, mines, égouts, etc., est désormais à l'abri de tout danger, préservés qu'ils seront de tout dégagement de gaz pernicieux, en faisant autour d'eux des aspersions d'Eau ANTI-MÉPHITIQUE.

8° L'Eau ANTI-MÉPHITIQUE rendra aussi des services signalés à la marine de l'État et à celle du commerce. Son usage sur les navires aura pour effet d'y entretenir constamment un air pur et salubre et d'en éloigner cet essaim de maladies qui en font leur domaine et y produisent trop souvent les plus affreux ravages.

9° Dans les amphithéâtres des écoles de médecine, hôpitaux, cliniques, etc., l'Eau ANTI-MÉPHITIQUE est appelée à jouer désormais un rôle important. Au moyen de lotions internes et externes, faites sur les cadavres, toute odeur cadavérique disparaît, et le sujet débarrassé des exhalaisons putrides qu'il répandait, n'offre plus aucun danger des accidents graves que présentait tout à l'heure son état de putréfaction.

Ajoutons ici que des expériences tout récemment faites, ont prouvé que l'Eau ANTI-MÉPHITIQUE est excellente pour les embaumements. Ce sera un service d'autant plus grand, rendu aux familles, que la modicité du prix la rendra accessible à toutes les positions de fortune.

Dans l'application générale des cas qui précèdent, l'Eau ANTI-MÉPHITIQUE devra être étendue dans deux, trois, quatre, cinq et six fois son volume d'eau, soit deux, trois, quatre, cinq, six et jusqu'à douze litres d'eau ordinaire pour un litre d'Eau ANTI-MÉPHITIQUE.

§ VI — Avis et Conseils.

S'il est bon de pouvoir détruire les miasmes infects, quand ils se présentent quelque part, il serait bien plus avantageux encore de pouvoir les empêcher de se produire. L'inventeur de l'Eau anti-méphitique l'a pensé comme nous, et à ce sujet nous l'avons entendu plus d'une fois donner des avis et des conseils que nous croyons utile de répéter ici.

Il est convaincu, par exemple, — et sa conviction repose bien entendu, sur des essais, — que l'on peut tenir sans cesse un appartement à l'abri de toute odeur, en prenant la peine d'arroser tous les jours avec quelques gouttes de sa liqueur étendues dans une petite quantité d'eau ordinaire, les détritus et débris de légumes, fruits, etc., qui se trouvent dans les cuisines, et en ayant soin d'entretenir une désinfection continuelle dans les lieux d'aisances. Cette désinfection continuelle s'obtiendra facilement au moyen d'un appareil fort simple et peu couteux, percé comme la pomme d'un arrosoir, d'une infinité de trous, et placé à dix centimètres au-dessous des cuvettes ; deux tuyaux placés l'un à gauche, l'autre à droite du cabinet d'aisance, communiqueront chacun par leur extrémité supérieure, à un réservoir particulier, et par leur base iront s'adapter à l'appareil ; un des ré-ervoirs contiendra de l'eau ordinaire, et l'autre de l'eau anti-méphitique : après un premier lavage avec l'eau naturelle, on laissera couler un peu d'eau anti-méphitique, qui tombant en gerbe sur les matières fécales, empêchera immédiatement la volatilisation du gaz.

On trouvera aussi un excellent préservatif contre les odeurs fétides et dangereuses, par conséquent un excellent moyen de désinfection permanente, dans les toiles anti-méphitiques conseillées par M. Larnaudès. Ces toiles peuvent être de différentes grandeurs suivant la grandeur elle-même des pièces dont elles doivent opérer l'assainissement ; préparées exprès et imprégnées du liquide désinfectant, elles purifieront l'air qui les traversera, et suppléeront ainsi aux arrosages des parquets par l'eau anti-méphitique. On comprend conséquemment qu'il faut pour s'en servir les placer le plus près possible du foyer d'infection en les suspendant soit à l'aide d'une corde, soit par tout autre moyen, que déterminera la disposition du local.

Les colléges, les communuautés, les salles d'asile, les chambres de malades, les dortoirs et réfectoires, les cuisines, les boucheries, trouveront là un moyen précieux d'assainissement.

§ VII. — Renseignements divers.

L'eau anti-méphitique s'emploie selon le plus ou moins d'intensité des miasmes, exhalaisons putrides, etc., ou pure ou étendue dans une certaine quantité d'eau ordinaire ; généralement on l'étend dans la proportion de cinq litres d'eau ordinaire par un litre d'EAU ANTI-MÉPHITIQUE. La manière de s'en servir est des plus simples : suivant l'usage qu'on veut en faire, on procède par *arrosements* ou *infiltrations* ; le simple bon sens indique les cas dans lesquels il faut employer l'un ou l'autre de ces deux moyens ; du reste l'administration, et les dépositaires de l'EAU ANTI-MÉPHITIQUE, donneront, toutes les fois qu'on les leur demandera, les renseignements les plus complets ; et en outre, chaque bouteille, baril, etc., est revêtu d'un petit imprimé, contenant toutes les explications nécessaires.

§ VIII. — Conclusion.

Nous voici parvenu au bout de notre tâche. Nous avons détaillé de notre mieux les diverses application que l'on peut faire de l'EAU ANTI-MÉPHITIQUE : résumons-nous en quelques mots en faisant ressortir une fois de plus son incontestable supériorité sur tous les autres agents désinfectants.

Jusqu'à ce jour les agents désinfectants appliqués à une industrie spéciale n'en avaient pas dépassé les limites ; en dehors de la désinfection des matières fécales, ils étaient impuissants à atteindre les gaz que renfermait toute autre matière altérée ou corrompue.

L'EAU ANTI-MÉPHITIQUE, au contraire, soumet à son action tout ce qui peut altérer la pureté de l'air respirable. Les eaux corrompues de la cale des vaisseaux, les fosses infectes des tanneries, tous les détritus des matières animales ou végétales ; l'air des hospices chargé d'émanations morbides, les odeurs insalubres qui s'exhalent des plombs, des éviers, des tuyaux, les gaz délétères quels qu'ils soient, tout est de son domaine. La diversité de ses usages, la diversité de son emploi, et surtout son bon marché l'appellent à rendre les plus grands services à la salubrité publique.

Et quand nous songeons à toutes les maladies qu'engendre l'insalubrité de l'air, nous ne pouvons nous défendre de proclamer l'EAU ANTI-MÉPHITIQUE un immense bienfait rendu à l'humanité. Son action contribuera puissamment à faire disparaître ces milles causes de maladies diverses qui proviennent pour la plupart des émanations fétides répandues dans l'air et aspirées avec lui ; poisons lents qui s'infiltrent petit à petit dans le corps, le corrodent, l'affaiblissent, et le prédiposent fatalement aux atteintes les plus pernicieuses et les plus cruelles.

Et maintenant, avant de déposer la plume, il ne nous reste plus qu'un vœu à former, c'est que cet opuscule écrit dans une pensée d'utilité publique, contribue à la popularité de l'EAU ANTI-MÉPHITIQUE ; c'est que ce précieux talisman se trouve bientôt dans tous les ménages ; c'est enfin que le public accueille la découverte inappréciable de M. LARNAUDÈS, avec cette confiance et cette sympathie qui devraient entourer toute œuvre nouvelle quand elle est pour la science un progrès, pour l'humanité un bienfait.

Paris. — Imprimerie Moquet, rue de la Harpe, 90.

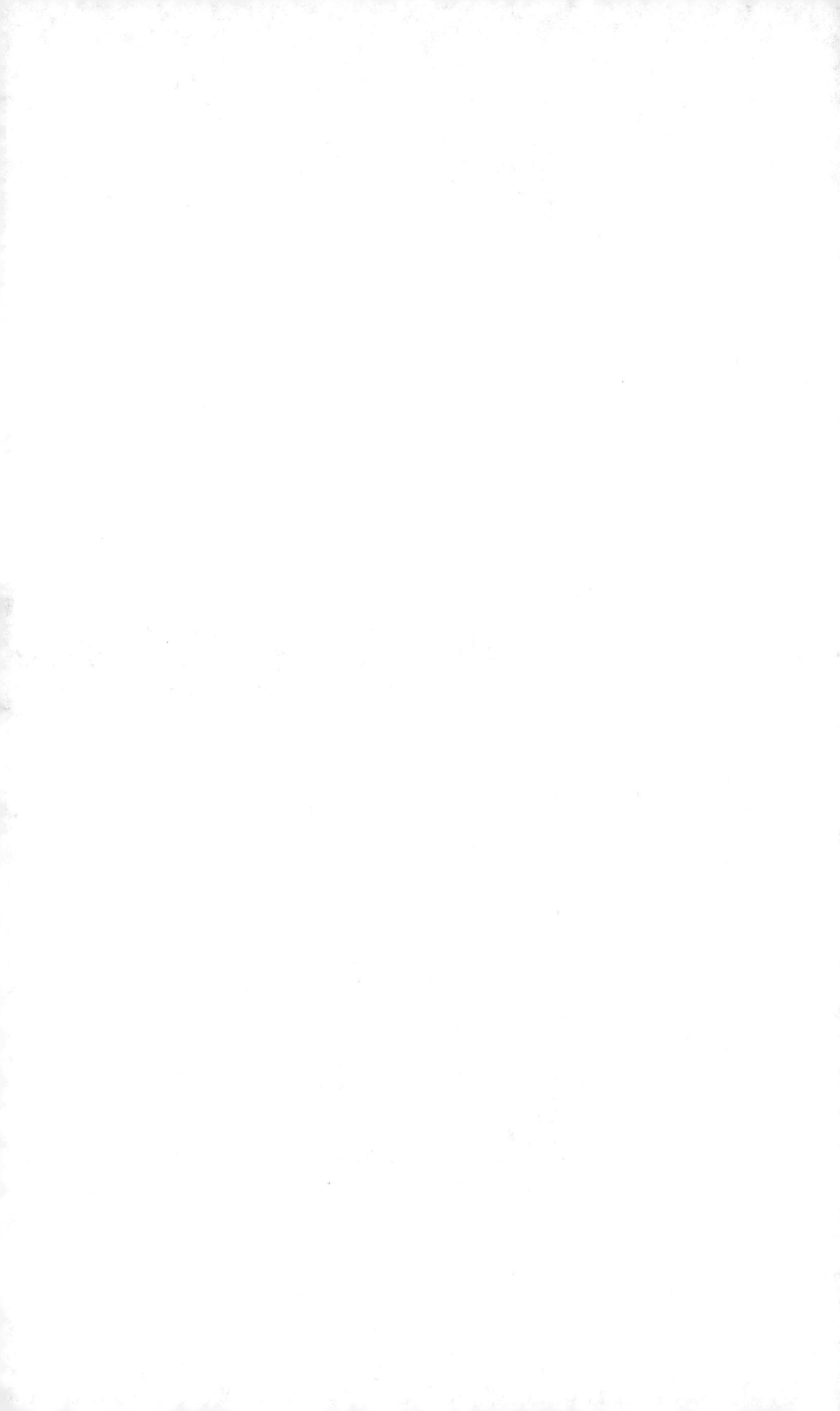

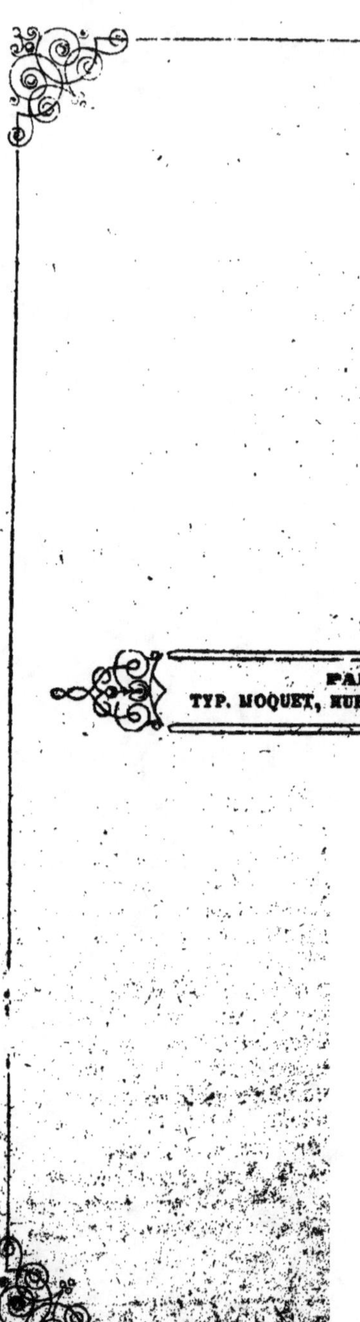

PARIS,
TYP. MOQUET, RUE DE LA HARPE, 92.

9 782329 483931